I0438420

SOCIAL ANXIETY
COMPLETE GUIDE TO THE BEST CURE FOR SOCIAL ANXIETY DISORDER (SAD)

PUBLISHER: BITZWIZ

LEGAL & DISCLAIMER

The content and information contained in this book have been compiled from sources deemed reliable, and it is accurate to the best of the Author's knowledge, information, and belief. However, the Author cannot guarantee its accuracy and validity and cannot be held liable for any errors and/or omissions. Further, changes are periodically made to this book as and when needed. Where appropriate and/or necessary, you must consult a professional (including but not limited to your doctor, attorney, financial advisor or such other professional advisor) before using any of the suggested remedies, techniques, or information in this book.

Upon using the contents and information contained in this book, you agree to hold harmless the Author from and against any damages, costs, and expenses, including any legal fees potentially resulting from the application of any of the information provided by this book.

TABLE OF CONTENTS

INTRODUCTION

Are you terrified of speaking before an audience? Or in a class or group of people? Do you feel you'd turn out to be a laughing stock or that some people will bully or would not like your presence?

If your minds are full of thoughts like these, then it's likely that you have a social anxiety disorder. People with this personality disorder end up being unhappy and without peace of mind. Because of this disorder, they fail in almost every aspect of their life ranging from relationships, career, finances, and business.

If you think you belong you the same group of people, then, this book could help you get out of your present predicament FAST!

This book, *"Social Anxiety: Complete Guide To The Best cure For Social Anxiety Disorder"* aims to guide you in your release from the prison wall of this psychological imbalance.

You don't need to accept this disorder as a misfortune that befalls you or fate that you have no chance of winning. You can still combat this disorder problem even without the use of medication. Always remember that you always have a 100-percent chance of winning this battle. The key here is to understand what you're dealing with and learn to master the skills and techniques provided in this book to arm you in your struggle.

It's never too late to take your chance! It's never too late to WIN! Start the fight NOW and win the battle against SOCIAL ANXIETY SYNDROME!

1

UNDERSTANDING SOCIAL ANXIETY DISORDER (SAD)

You might know someone who doesn't want to be seen with people. They are the introvert type who would prefer to be in their room reading books or listening to music rather that hang out with people of their age. That someone could be suffering from a personality disorder known as "*Social Anxiety Disorder*", also called "*Social Phobia*".

This kind of personality disorder is common. It is an overwhelming and disabling fear of being critically inspected, embarrassed or humiliated in everyday situations. People who are suffering from this personality avoid social activities and functions in anticipation of these formidable situations.

DEFINING SOCIAL ANXIETY DISORDER (SAD)

Social Anxiety disorder is a higher form of shyness which devoid the individual of happiness and enjoyment. Because of this inherent resistance to being with others, the person is hampered to maximize his performance in work or in school and making him vulnerable to failure. It is essential to detect this disorder at its early stage so the person can seek treatment in order to live a normal and happy life.

It is normal to experience shyness or nervousness in some aspect or points in our life. However, for someone with this kind of personality disorder, it can go extremely and prove to be debilitating. It can cause disruption to his normal life especially to social and work relationships.

Social anxiety sufferers often experience negative thinking developing to a negative output in life which contributes to prolong more the anxiety. If neglected, it will eventually lead to a more serious form of anxiety, drug or alcohol dependence, depression, or school and work issues.

What Causes SAD?

Social Anxiety Disorder does not only affect an individual's personality. In fact, it is considered as the second most common mental health issue in the United States and is affecting around 19 million of the population. Women are more affected with the disorder compared to men in a ratio of 2:1 (e.g. two women for every man).

This mental condition is said to start developing during teenage years or adolescent stage. Nonetheless, it can likewise occur at any age including childhood.

Individuals suffering from this condition have very few (if there are any) romantic or social relationships. Because of this, the person tends to think himself as a social failure causing a loss in self-confidence and low self-esteem.

Though nothing can directly pinpoint the definite cause for social anxiety disorder, researchers suggest a combination of many factors. A great number of people affected by the condition can specifically identify an incident in their past that had caused them to lock themselves in a nutshell after developing a phobia. There are cases when the sufferers disclosed that they have the disorder since childhood and can't remember any moment when they don't have it.

Basically, our subconscious responses to fear, panic, and anxiety are all controlled by *the amygdala*. *Amygdala* consists of two small organs in the brain that are part of the limbic system. It's the amygdala that regulates our emotional behavior by generating our immediate responses to fear-inducing conditions and normally keeps them within reasonable limits. However, being frequently exposed to anxiety stimulators is thought to condition the *amygdala* to respond with higher than the normal level of anxiety, leaving people to be more prone to disorders like social phobia.

Major Factors Leading to Social Anxiety Disorder

There is no known specific cause for SAD. Nonetheless, many researchers considered three factors as major ones that are somehow associated with the disorder.

Psychological (Emotional or Psychological Trauma)

This fear may have been triggered from a traumatic (it could be embarrassing) experience in the past. People with this disorder are low in self-esteem and often blame themselves for every negative result.

Social and Environmental Factors (Learned or Experiences)

When you happened to witness an embarrassing or humiliating incidence that happens to anyone which causes you to get alarmed and think of what will happen if this happens to you. In fact, you're constantly anticipating that it will happen to you.

BIOLOGICAL FACTORS (BRAIN STRUCTURE, BIOCHEMISTRY OR HEREDITY)

This social phobia could have been the result of a chemical imbalance in your serotonin levels.

Here are common symptoms of Social Anxiety Disorder that can be observed in people with the sickness.

- Intense worry over anything – event or situation prior to their happening.
- Intense fear of being judged, humiliated or embarrassed by other people.
- An excessive feeling of self-consciousness when it comes to social events or situations.
- Avoidance of other people or attendance in social activities which somehow affect your life and cause to limit your functions.

Social anxiety can affect even children and children with this syndrome are often lonely as they have fewer friends than children their age. Kids who develop social anxiety before they reach the age of twelve aren't likely to outgrow the disorder and when left untreated, kids with the disorder will grow up to be antisocial adults with considerable problems in their interpersonal relationships.

SAD can be treated and reversed as there are supportive networks available to assist people suffering from the disorder. The first step, however, is education and understanding the disorder. Being aware of events or situations that trigger the occurrence of the disorder can help someone with the disorder prepares to deal with the anxiety.

RECOGNIZING TRIGGERS AND CONTROLLING PANIC ATTACKS

SOCIAL ANXIETY TRIGGERS

Some common situations that trigger social anxiety behavior in an individual are the following:

- When introduced to other people
- When bullied, teased or criticized
- When being observed by others while doing some tasks
- When asked to speak in public
- When having eye contact with someone
- When attending social events or gatherings
- When becoming the center of attraction
- When meeting people in authority
- When doing something that is subject to public scrutiny

We understand that Anxiety, as well as Panic Attacks, are brought about by triggers that have been activated. However, unless treated, this condition can continue to be an unending cycle, leaving the victim with a hermit-like and miserable life.

To be able to reverse the effect of Social Anxiety Syndrome, it is vital that the sufferer is willing to commit a change of lifestyle. It must start with listing all the triggering factors which cause its emergence. Try to stop one trigger issue and observe if it does stop the panic attack or anxiety.

To illustrate, people who are claustrophobic are afraid of closure like being confined to small spaces. Your key to recovery here is to break the fear into its physical and mental attributes. By knowing the mental and physical aspect of the emotional response to closure, you are in the position to see the whole issue and be able to review and assess your condition and responses. Once you are able to break it down to this level, only then can you logically overcome the issue and reverse its effect on you. You can likewise easily identify those that need to be addressed with counseling.

Regarding the physical aspect, face the issue in the physical sense. You may try using the elevator and have someone with you while you do it. Just be sure that the person has the expertise to handle the situation whenever you get a panic attack as it likely would happen in an instant.

On the mental side of the issue, you need to ask yourself the question, "Why do you believe that something bad will happen?"

A falling elevator is something not common. You may have seen some accidents relating to elevators in movies or have read it in some publication. When you think of all these probabilities, your anxiety is manifested. Therefore, it is essential to prove to yourself that nothing like this can happen when you choose to use the elevator. You have to show your brain that the initial input regarding the issue is incorrect and now you are providing it with a 100% correct image of what will actually happen once you ride the elevator. It is because you have proven it yourself.

When you write down in the paper all concerns related to what triggers your panic attack or anxiety, you will be able to clarify each and every concern and allow you to extinguish it at the grass root level before it can connect itself to a negative judgment or analysis and then create triggers.

3

THE IMPACT OF ANXIETY ON RELATIONSHIPS

When you have an anxiety disorder, you feel a never-ending pattern of anxiety issues and symptoms that can be both crippling and debilitating. The impact of anxiety on relationships can cause many issues and failures. When emotional withdrawal is one of the many symptoms of social anxiety and family responses tend to overwhelmed the sufferer, this can lead to a total withdrawal on the part of the sufferer.

Victims of society anxiety disorder are desperately in need of their partner's support as well as of their family and friends. However, the withdrawn attitude of the sufferer makes it hard for the support network to reach out to him, communicate, or feel appreciated. There's the tendency that this support network will leave the person on his own and even the partner may have the last straw.

While we are trying to look at the impact of anxiety on relationships, we should not neglect to understand the turmoil being experienced by the sufferer. Major signs of this emotional turmoil are external signs of fear, self-doubt, high-level insecurity, and self-hatred. Added to these are the feeling of remorse and trouble to accept reality while attempting to escape from it. All of these can place a heavy strain on relationships.

HOW CAN FAMILY AND FRIENDS ASSIST?

Because Social Anxiety behavior is assumed to be associated with personality traits, a chemical imbalance in the brain, and thinking processes, recovery and treatment require both medication and other specific therapies. It is usually a continuous process or a long term one to attain full recovery.

In direct need to the issue of time to manage anxiety and reverse its effect is the need for support and help from families and close friends, especially from the partner if the sufferer is married. This is vital to the self-esteem of the one with the anxiety syndrome. Because of the tendency to withdraw from the public's eye, stress and anxiety level tend to increase as they feel cheated and betrayed.

To be able to support the sufferer, there are many ways that family and friends can do.

1. Knowledge is Power. Find out much information about social anxiety and related treatment choices and be able to give much guidance. When times are rough, knowing gives you a better chance to cope with tough situations.
2. Let the sufferer understand and accept the problem. However, this needs extra patience as it won't be easy for the sufferer to take all things gladly. Once he managed to accept the situation, discuss the matter over and offer different options. This is where your knowledge is vital.
3. Be prepared to be assertive in seeking for appropriate care. Sometimes, it helps to demand further help even after being turned down once or twice.
4. Coordinate with community support groups or organization that offers support services. Most of the time, they offer programs, support groups, and counseling. Helping the sufferer identifies the triggers that brought about anxiety to be able to manage anxiety attacks.
5. Remember to stay healthy. Your spouse may need you more than everything and if you are weak physically,

mentally, and psychologically, this would cause him to waver in his decision towards any significant changes.

6. More than all, you assist him in facing reality by reintroducing him to the real world.

Spouse, family members, and close friends must clearly understand that social anxiety disorder is not just a feeling of being tensed. It is more than that as it interferes significantly with the individual's capacity to go about their everyday life. However, this disorder is not impossible to treat. The support and understanding that one can extend to the sufferer are tantamount to his recovery.

4

WHAT TO DO AT THE FIRST SIGN OF ATTACK

Stress has become a normal part of our everyday living. When we need to conform to the complexities of life brought about by modernization and technology, we can't do anything but accept that stress and anxiety were able to consolidate themselves in our everyday routine.

As life goes on, there are several factors that could trigger symptoms of an anxiety attack and the complexity of these symptoms seems to increase day by day making it vital for you to recognize the cause of these symptoms to determine when these will arise.

When you suddenly have, this feeling of difficulty in breathing, fast heartbeat, feeling of fear and anxiety, dizziness, sweating, and choking without any signs of provocation, then this is a sign of an anxiety attack. While many people don't display manifestations of anxiety attacks, but the truth still remains that there are many who suffer from associated disorders that provoke these attacks.

When anything associated with a single, one-time incident occurs, it can easily relate to a high-stress time and bring an anxiety attack. Understanding why such things happen can help you determine when these can lead to an anxiety attack and you can therefore easily do things to alleviate or curtail before these can surface.

As soon as you recognized the first signs, the easiest way to control the coming of an anxiety attack is to relax – both in mind and body. This is not easy and as much as possible, go to a place where you can feel comfortable with your surroundings. Try to calm yourself by closing your eyes, Take a long, deep breath.

Try to connect with your breathing – focus on it to take your mind off the anxiety and fear. Then slowly release the air through your nostrils. As your mind tries to wander off the track, take it back to focus and don't fail to remind yourself that you are constantly safe.

This process will calm down your senses. Once you start to feel that everything goes back to normal, reflect on anything prior to the incident that might have triggered the anxiety attack.

For most people suffering from anxiety effects, the usual initial sign of attack is taking place during times when they are highly stressed while others are associated with traumatic events, great fear or phobias.

Dealing with an anxiety attack is never easy or fun but it is always possible to control it at the first sign of the attack. If you know the reason to it, you can gain control over it even before it surfaced. Always remember that you can definitely push it below with controlled breathing and meditation exercises.

5

TYPES OF TREATMENT OF SOCIAL ANXIETY?

Once you are diagnosed with anxiety disorder, it is important to evaluate the root cause of the anxiety. Persistent anxiety can cause irreparable damage to the body as well as the mind, affecting your lifestyle and causing some damage to relationships. All these can lead not only to acute stress but can further push you into severe depression.

A person with social anxiety disorder tends to keep away from people and this even leads to more problems. Others have the tendency however to please others which like produce negative results in the long run. There are three ways to treat social anxiety disorder.

TYPES OF MEDICAL TREATMENT

Medical science provides three main types of treatment for social anxiety disorder with the common concept of reprogramming your brain on how to process your emotions, thoughts, habits, behaviors, and much more. This may sound too much but with the right method of training and a sound plan of attack, it would be possible to manage the disorder than what we think.

Here are the three main kinds of social anxiety disorder treatments available today.

MEDICATION

Most commonly, doctors prescribed anti-depressants to beat depression and anxiety. These medications are known to soothe the nerves and relieve anxiety through instant relaxation. However, such medication could not solve the deep-rooted cause of your anxiety problem.

In some cases, anti-anxiety, antidepressants, and beta-blockers are used in combination with cognitive-behavior therapy to reduce anxiety levels but still can't totally eliminate social anxiety forever. After the short-term relief, you will be waiting for the next anxiety attack to recur. Furthermore, prolonged use of antidepressants can cause negative side effects on your body.

COGNITIVE BEHAVIOR THERAPY (CBT)

Cognitive Behavior Therapy is a conversational form therapy that is designed based on the idea that your thoughts, emotions, actions, reactions, and physical sensations are interrelated and are deeply connected with each other. Any negative patterns can, therefore, be trapped in a vicious cycle. However, these patterns can be altered by helping you get to the root of it. You just need to break down your problems into manageable parts.

Exposure Therapy is a particular type of CBT that is often used to treat social anxiety. When simply talking about your feelings is not enough, through Exposure Therapy, you are trained to face actual situations. It starts with trying to visualize the situation and working through your fears in a non-threatening environment. With the therapist's support, you can gradually be exposed to real-life situations.

THE LINDEN METHOD

The *Linden Method*, another specialized form of CBT focuses on the changes taking place in the amygdala in the brain which triggers social anxiety. While the *amygdala* is conditioned to produce extreme responses in your subconscious mind, your subconsciousness needs to be retained to respond appropriately. This method is based on this concept offers guiding rules for you to follow or comply with on a regular basis. This will help you overcome and eliminate your anxiety. Many testify to the effectiveness of the *Linden Method* in the treatment of social anxiety.

There is no way to actually prevent the occurrence of social anxiety disorder but you can combat the effect of its symptoms. The sooner you seek help after symptoms become apparent. The more like the treatment can have some positive effect on you.

NEURO-LINGUISTIC PROGRAMMING

Neuro-Linguistic Programming (NLP) is an approach to personal development, communication, and psychotherapy developed by Richard Bandler and John Grinder of California, the United States in the 1970s. It encompasses the three most influential components that are involved in producing human experience: language, neurology, and programming.

NLP is also considered among the most powerful forms of social anxiety treatments available today as it helps you find your personal power buried deep inside yourself and getting to the root cause of your anxiety.

6

PROVEN SELF-HELP REMEDIES FOR ANXIETY DISORDER

There are studies which reveal that anxiety is a normal human behavior. Sometimes, it is even good for us to be anxious to some extent because it motivates us and developing us into proactive agents of society while creating cautiousness in our behavior. Nonetheless, trouble begins when your anxiety is transformed into persistent worrying, depression, and stress – diagnosing you as suffering from social anxiety disorder.

The treatment of social anxiety disorder involves a long-term process and requires a lot of patience and endurance aside from the strong determination to follow the proven anxiety release methods of treatment. Though the majority are into the medication method as it is proven to be the quickest way to attain relief from anxiety, it can't be considered for long-term treatment. This is because of the higher result of side-effects gained from continuous intake 0f pills. Another popular option that is gaining a wide acceptance today is *Cognitive Behavioral Therapy* which involves a change in lifestyle, proper diet, and exercise regimen.

TREATING ANXIETY DISORDERS FOR COMPLETE ANXIETY CURE

Overcoming social anxiety disorder with a positive approach is an added advantage in treating anxiety disorder. Your treatment method is based on the diagnosis, symptoms, and effect of the disorder on the physical and mental health of the patient.

Giving in to excessive worrying and anxiety can lead to a panic disorder with some resorting to avoidance of public places, confined areas including airplanes and elevators. Apart from that, social anxiety disorder is aggravated by persistent anxiety caused by fears of subsequent and more frequent attacks.

In order to treat anxiety disorders of this type, a self-help, anti-panic technique is needed to release anxiety faster. Here's a proven effective guide on how to deal with Social Anxiety Disorder

FACE-TO-FACE CONVERSATION

Active interaction, especially through face-to-face conversation, is the most effective way to calm your nervous system and relieve stress and anxiety. When you interact with someone who is kind, this can quickly put a brake on damaging stress responses such as the fight or flight mode of your body. Although it's not advisable to constantly rely on someone in times like this, maintaining a supportive network can keep stress and anxiety in check.

USING YOUR SENSES TO RELIEVE ANXIETY AND STRESS

Another way to relieve yourself from the effects of stress and anxiety is through engaging in one or more of your senses – sight, smell, sound, touch, taste or movement. By doing something like:

- Watching a wholesome movie
- Viewing a favorite photo
- Eating your favorite food
- Hugging a pet
- Smelling a diffusion of scented oil with calming effect (like lavender)

you can quickly find relief in your stress and anxiety.

When you are in a social function and you feel the symptoms of an attack, use your senses to comfort, soothe, and invigorate yourself quickly to feel in control again. Though not everyone may respond to each sensory experience the same way, the key to quick release is to discover the unique sensory perception experience that works best for you.

CONTROL YOUR BREATHING

You can easily detect the coming off anxiety or panic attack as there are many changes in your body that will occur when you are anxious. The first thing is the change in your breathing as it becomes quick and irregular. This rapid and shallow breathing throws off the balance of carbon dioxide and oxygen in your body. When this happens, you experience dizziness, muscle tension, suffocation, and increased heart rate. Learning how to control your breathing can bring everything back to normal. This is why meditation exercises are important to help you manage your breathing and cope with your anxiety and fearful emotions.

Learn this simple breathing exercise to help you stay calm in social gatherings or activities. Do this every day and before going to attend any social event. Though it can be hard at the start, as you keep on doing this regularly, it is getting much easier each time until you can take full control of your anxiety.

SIT COMFORTABLY

Find a comfortable corner in your home where you can do this exercise without any disturbance and distractions. Either you sit on the chair, bed, or floor but make sure that you are comfortable and your shoulders are relaxed. Place one hand on your chest and the other over your stomach.

INHALE SLOWLY

Take a deep breath through your nose in about four seconds. Feel the hand on your stomach rises while the other one on your chest moves very little.

HOLD YOUR BREATH

Hold your breath for about two seconds and exhale slowly through your mouth for about six seconds, releasing as much air as you can. Notice your hand on your stomach to move in as you exhale while the other hand moved very little.

CONTINUE TO BREATHE IN AND BREATHE OUT

Focus on keeping a slow and steady pattern of breathing – 4-in, 2-hold, and 6-out.

CHALLENGING NEGATIVE THOUGHTS

People who suffer from social anxiety have negative thoughts and beliefs that contribute much to their anxiety, like

"I will become a laughing stock."

"I will appear to be stupid in front of others."

"I am boring and not smart like other."

"I have nothing interesting to say."

Challenging these negative thoughts and beliefs is an effective way to reduce the symptoms of an anxiety attack.

How to Challenge Negative Thoughts

The initial step you should take is to identify the negative thinking that automatically arise once you face social situations and which brought out your fear. For example, you are worried about giving an oral report in the class because you might be thinking, "I will surely blow it! Everyone will then laugh at my incompetence."

Next step is analyzing and challenging these negative thoughts. Your line of thoughts must be like this: "I may not blow it if I will study well and prepare," or "Even if I'm nervous, my classmates won't think I'm stupid or incompetent because I studied well."

This logical flow of thinking and evaluation of negative thoughts can gradually replace your negative thoughts with more realistic and positive ways of seeing your social situations. It can be too scary to think about it but understanding your reasons for anxiety will help lessen the negative impact on your life.

Your mind and body are intricately linked and how you treat yourself can have a significant effect on your anxiety levels – how you manage your anxiety and develop your overall self-confidence.

Alter Your Lifestyle to Boost Confidence

Get Active

Get physically active – move, run, walk, jog, jump, dance and exercise every day. The more rigid your workout, the healthier your brain will be. The healthy brain produces healthy thoughts. Maximize physical movements – instead of riding short distances, walk. Instead of using the elevator, climb the stairs. These activities can help your body and mind grow healthy and strong.

Cut On Your Caffeine and Sugar

Be conscious of your sugar and caffeine limit. Soda, energy drinks, coffee, carbohydrates, and sugary foods act as stimulants that increase anxiety symptoms. Lowering a number of sweets and starchy foods that you take with your meals is only part of the solution. If you are fond of dining out in food chains, then you are risking your body from anxiety-forming foods.

DRINK ALCOHOL IN MODERATION

If you want to drink something to keep your nerves before a social function, avoid alcohol or take just a little amount of it. Alcohol increased your chance of having an anxiety attack.

QUIT SMOKING

Most people normally take a blow of their cigarettes when they are stressed or tensed believing that will calm down their nerves. But sad to say that though nicotine is a powerful stimulant, it leads to a higher level of anxiety.

GET ENOUGH QUALITY SLEEP

Lack of quality sleep makes you vulnerable to anxiety. So, when you're about to be exposed to social situations and you want to manage your anxiety syndrome, make sure that you are able to get enough sleep the night before.

To do this, you need to calm down your senses as you prepare to sleep. Take a warm bath before retiring, drink a glass of milk, listen to soothing music or have your meditation technique before going to bed.

FACE YOUR FEARS

Avoiding social situation cannot solve your problem. The best way is to face reality and facing social situation is the best solution. It is alright to have the feeling of anxiety, but if this emotion is not addressed, it will be difficult for you to pass through them.

While you try to avoid nerve-wracking situations, it added more to your discomfort in the long run and it prevents you in coping with fearful situations. The longer you avoid these incidents, the more fearful it will be for you. In addition, because of your fear, you are also deprived of the things that you would normally want to do.   To illustrate, because of your fear of speaking, this prevents you from sharing your ideas with others, standing out in class, or making new friends.

HOW TO CHALLENGE SOCIAL ANXIETY

The key here is to start with a situation that you can handle, then move your way up from here towards more challenging situations while building up your confidence and coping skills. An example of this is when you are anxious to meet a new face. Start by going out with a friend. When you start meeting a new friend through that friend of yours, then you can move on to meeting some more new faces until you have learned to overcome your anxiety.

Don't try to face your biggest fear right away. Take one step at a time and be patient. To overcome fear and anxiety takes time and practice. It's a gradual step-by-step operation. Use the skills you have learned from here like learning how to get calm. When you're doing your meditation exercise, you will see your progress.

Super Foods that Fight Anxiety & Depression

Once in a while, we experience a decline in our normal bio-rhythm. However, when it happens more frequently, there's a reason for you get troubled. But do you know that there are foods that can help stabilize your moods? These are super foods that can help you combat stress and anxiety.

Eating your meal and drinking water at regular intervals will keep your serotonin levels in check. Serotonin is a chemical present in the brain that once released produce a calming effect on your nervous system. Therefore, by maintaining good nutrition, you can effectively manage anxiety and depression.

Carbohydrates are also clearly linked to serotonin production and the lack of it can be responsible for the variation in your mood. Here are more ideas to help you combat depression and balance your moods.

VITAMIN E

Studies show that people suffering from anxiety and depression usually have a lower level of vitamin E. Though oil is high in fat and must be consumed in moderation, still, we need oil rich in vitamin E like canola oil. Canola oil is a good alternative when you need it in cooking. Take note however that canola oil must be heated to a high temperature as it will break down to form a carcinogen.

Likewise, chickpeas are rich in iron, fiber, and Vitamin E. By combining a can of drained and rinsed chickpeas with minced garlic, lemon juice extract, and olive oil or canola oil, and then blend them using your food processor and finish by adding salt, pepper, and spices to taste, you can have a delicious, hearty, and healthy snack dip.

VITAMIN C

Folate plays a major role in the production of serotonin. You can find Folate in dark green vegetables like spinach and peas. They are also rich in Vitamin C and fiber.

Eating these vegetables fresh is always better than canned sources as their nutritional value tend to diminish while undergoing the canning process. Legumes are also an abundant source of Folate and protein but low in fat, making them excellent options for people who are vegetarian and those who are on meat-restricted diets.

Oranges also is a great source of Vitamin C in a form that is easily absorbed by the body. However, don't take too much of Vitamin C as it can develop an adverse effect on your body. All your body need is a daily intake of 100 mg and any dose higher than that merely passes through the body system.

VITAMIN B6

You can find Vitamin B6 in chicken and turkey meats. This nutrient is likewise responsible is producing serotonin in the body. Turkey and chicken are also rich in selenium and other vitamins, and minerals.

FLUID INTAKE

Our body needs to be hydrated regularly. If your water level is low, your body suffers badly. Aside from hydration, water cleanses your internal parts and it keeps the blood to run smoothly through your arteries leading to other parts of your body. If the body suffers because of lack of water supply in the body, it ranges through the brain and causing impairment especially to your kidney and liver. Since our body is a whole complete system with parts that interlocks in functions, a malfunction in some parts will eventually cause the breakdown of the whole system.

FOOD RICH IN OMEGA-3 FATTY ACIDS

Salmon and mackerel are abundant sources of Omega-3 Oil. This fatty acid helps prevent stroke and heart disease as well as some types of cancers.

In addition, salmon also contain selenium which is an important antioxidant mineral. If you happen to buy salmon, make sure to choose the wild ones since it contains more of the Omega-3 oil that those farmed or cultures. Other sources of Omega-3 are a seed, nuts, and flax oil.

Normally, we are anxious for the things that we have in our thinking. We believe the worst to happen even when they don't. These negative thinking that clutters our brain provokes stress and anxiety and because of that, we tend to live unhappily and seclude ourselves from others. This deprives us of the fun and excitements that we could have attained if know how to handle the situation. This situation is insufferable when we allow ourselves to wallow in it.

Through this book, we have provided you with a way out of this dismal situation. Through the step-by-step instructional guide, we expect your mastery of the techniques and help yourself get out of it quickly and with confidence that you can handle your life well in its next chapters.

Remember that you are the master of yourself. Even your own mind and body can't go against your will if you won't allow them. The key to defeating social anxiety disorder is through exercising your strong will and believing that you have every right to do what you want with your life as long as it is for your own good.

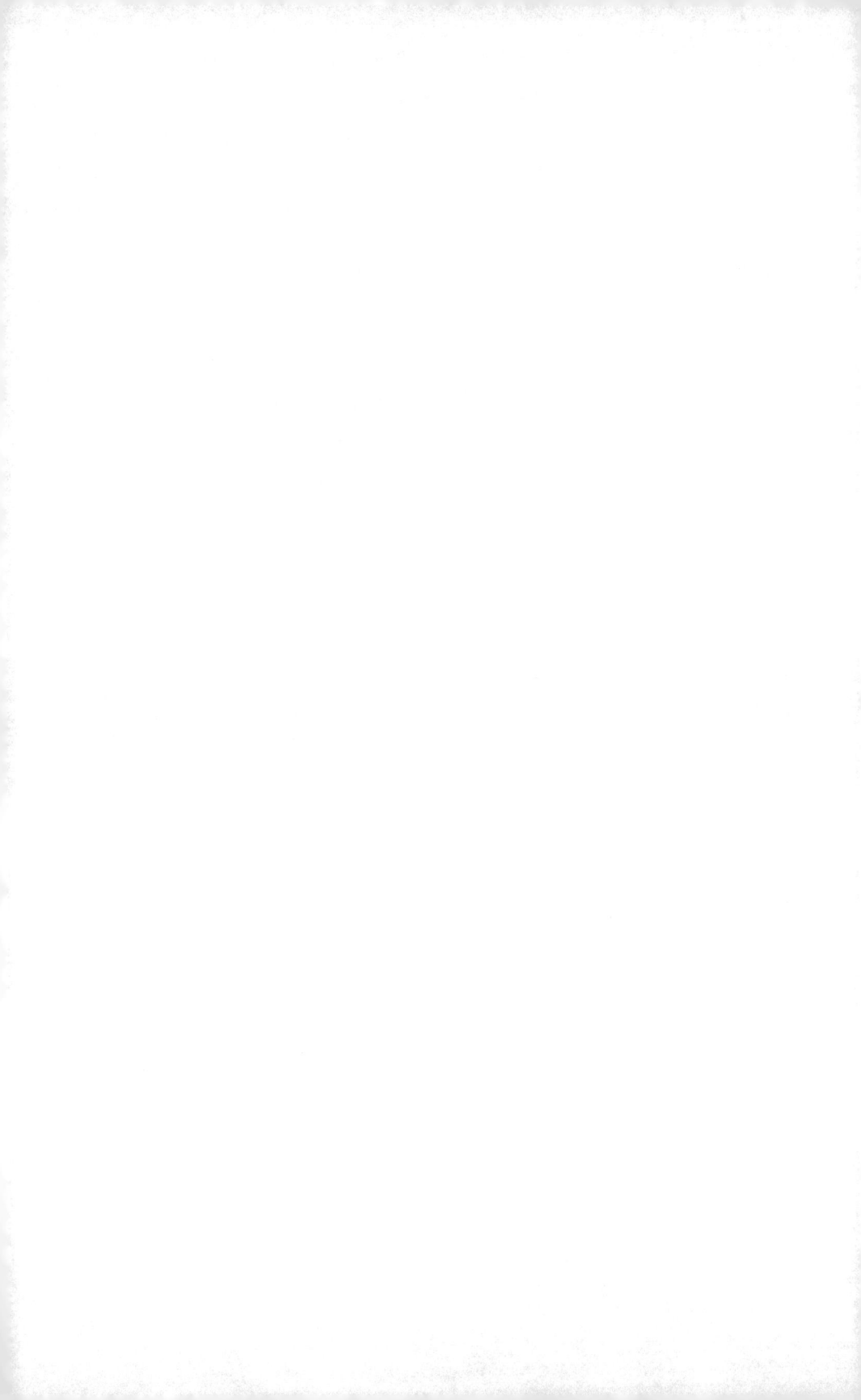

TABLA DE CONTENIDO

Agradecimientos

De antemano te doy las gracias por haber adquirido este fantástico libro en el cual encontrarás información muy valiosa para potenciar tu vida, no solo a nivel sexual, sino también integralmente. Te invito a que visites la pagina Www.TuOrgasmoPerfecto.Info para profundizar mucho más en las artes de la intimidad y puedas disfrutar tu mismo y hacer disfrutar a tu pareja en cada momento que compartan a solas. Con solo registrarte, obtendrás un regalo por tu compra, especialmente elaborado para ayudarte con tu potencial sexual.

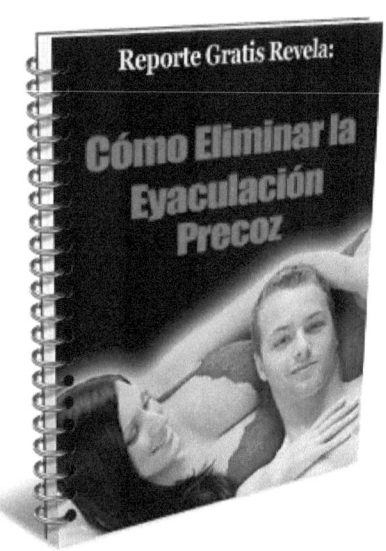

Visita Www.TuOrgasmoPerfecto.Info y descarga este reporte gratuito

¡Disfruta y diviértete!

Introducción

No hace falta usar palabras, historias o suposiciones sobre el porque estas leyendo este libro; las razones de cada quien son personales. Las mías, las cuales me impulsaron a escribir este libro, fueron principalmente mis deseos de ayudar a muchos hombres a mejorar su vida sexual, su autoestima, sus relaciones íntimas y afectivas y sobre todo su salud emocional, corporal y mental.

Esto es lo que obtendrás si aplicas día a día los consejos que te daré; sin apresurase, sin estrés y sin afán de ver los resultados de la noche a la mañana, sino mas bien como una forma de modificar poco a poco tu estilo de vida, agregando hábitos y eliminando paradigmas errados que consumen tus energías. Dentro de esto, tocaremos el tema principal de la eyaculación precoz y desmentiremos algunos mitos que contaminan la mente de muchos hombres sobre este temas tabú del mundo masculino.

Aprenderás un poco sobre como funciona tu cuerpo, no solo en el área reproductiva sino también tus otras zonas erogenas que al ser estimuladas, despiertan tu apetito sexual, incluyendo la mas poderosa de todas: la mente. Ademas, te ayudaremos a abordar estos temas con tu chica, debido a que el éxito de una relación sexual de cualquier tipo no debe recaer solo en el hombre, como se nos enseña desde jóvenes; sino que la mujer también debe tomar parte y aprender cada día mas sobre como satisfacerse a si misma y a su pareja.

Finalmente, nos enfocaremos en algunas prácticas que te ayudarán a potenciar tu salud corporal, no solo a través de una alimentación balanceada y libre de toxinas dañinas, sino también con ayuda de rutinas de actividad física que mejorarán tu estado físico y tus habilidades, dentro y fuera de la cama.

Y bien, si con la introducción te he convencido de seguir leyendo, es mejor que inicies desde este momento. Toma notas y comienza poco a poco a aplicar las técnicas y consejos que he plasmado en este libro y que por experiencia te digo ¡Funcionan muy bien!

Capítulo I

Cosas Que Debes Cambiar y Mejorar

Adiós Hábitos Adolescentes

La mayor parte de los problemas relacionados a nuestra masculinidad o nuestras habilidades en la cama se deben a las pre-concepciones, prejuicios, paradigmas, enseñanzas y estereotipos que la sociedad nos ha implantado en la TV, en el cine, en la música, en los libros e incluso en las conversaciones entre amigos, que más que verdades o experiencias reales, son versiones exageradas de la realidad.

Así que, lo primero de debes dejar de hacer antes de iniciar la lectura de este libro, es olvidarte de todo lo que viste, oíste o sentiste que sea ajeno a tus propias experiencias. Si eres un hombre como cualquiera de nosotros (uno normal y corriente), desde pequeño estuviste influenciado por las películas, videos y revistas que tanto nos animaban en nuestras soledades de adolescentes.

Aunque resulte un poco difícil, trata de apartar estos recuerdos de tu mente, en los momentos en que aparezcan y sustitúyelos con tus experiencias íntimas. De más está decirte que, si sigues viendo porno, por favor deja de hacerlo. Aunque nos guste mucho, este tipo de contenidos en vez de ayudarnos, lo que hacen es ralentizar el proceso de independencia sexual y autoestima masculino. La razón: todo lo que se ve en las producciones de este tipo es falso, tanto la actuación de las mujeres como la de los hombres.

Las películas producidas con este fin aumenta la creencia que el sexo debe durar una eternidad, cuando en realidad, el éxito de una relación sexual depende del tipo de sexo que se realice y el disfrute de la pareja. Los hombres que tienen ciertos problemas con la eyaculación, tienen que enfocarse no en solucionar una "deficiencia médica" como la llaman en miles de blogs en Internet, sino mas bien, centrar su atención en otras alternativas que ayudarán a retrasar el orgasmo masculino de forma sutil para que sea más placentero el coito. Con esto quiero decir lo obvio: no importa si eyaculas en tres minutos de penetración, lo que importa es que estés dispuesto a aprender a controlarte para que tu orgasmo te obedezca a ti y no tu a el.

El Verdadero Objetivo Del Sexo

Aunque los orgasmos sean lo máximo, a veces los hombres olvidamos que el objetivo del sexo es el disfrute. A veces me sucede: mi pareja y yo estamos tan excitados que no importa quien este en casa; nos escapamos al baño y nuestro "rapidito" no dura más de 5 minutos, con juego previo incluido. Yo tengo mi orgasmo y aunque ella no, queda muy feliz. La clave esta en las ganas y créeme, no me desmoralizo por haber acabado rápido, porque cada uno de nuestros encuentros es diferente y en los más largos he acabado dos veces y mi chica ha quedado sin aliento y satisfecha con un orgasmo increíble.

Si es cierto que al principio no controlaba mi eyaculación; principalmente por los inicios de mi vida sexual: videos xxx y "Manuela"; pero cuando descubrí que mi "deficiencia" como solía llamarla, era algo prácticamente normal y que el objetivo de un buen coito era disfrutar y saciar las ganas, me olvidé de todos mis juicios autoflagelatorios y me dediqué a aprender las técnicas que me darían más placer a mi y a mi pareja.

Es por eso que esta es la segunda cosa que debes hacer: cambia tu forma de ver el sexo y cambiarás tu modo de ejecutarlo.

¿Qué Importa Lo Que Piense La Mujer?

Aunque la mujer es primordial para el coito, obviamente; eso no quiere decir que debas escuchar como una tigresa insaciable critica tu modo de tener sexo con ella. Puede estar como cualquier modelo de revista e incluso hasta puede que hasta sea tu esposa, pero no dejes nunca que ella te critique.

Una mujer seria en los asuntos de intimidad (y me lo dijo una mujer) nunca hace que sentir mal a un hombre por el hecho de que este acabe antes que ella, o no le provoque un orgasmo, o no le haga sexo oral o cualquier otra cosa que le moleste.

Todos los hombres somos diferentes y tenemos coito de formas diversas, depende del tipo de mujer y de las circunstancias. Si tu mujer es del tipo "criticadora" con respecto al ámbito sexual, o la dejas o le haces frente diciendo aquello que te molesta. Recuerda siempre que en realidad, aunque pienses que tienes un problema, en realidad no lo es. Tu cuerpo funciona de una forma y puedes adiestrarlo a tu gusto; si a tu chica no le gusta y no te importa mucho, mándala a volar y busca una más dispuesta a experimentar y si por el contrario, la quieres de verdad, háblale claramente de lo que te molesta y pídele que te ayude. Las mujeres son exageradamente complicadas, pero también hablan tu idioma, te entenderán.

Si vas a pedir opinión a alguna mujer, procura que esta sea experimentada y libre de tabús sexuales; te será de mucha ayuda. Tampoco caigas en el error de pensar en satisfacerla solo a ella. El placer debe ser recíproco y tu también debes recibirlo, tanto de tu parte como de la de ella.

Tampoco debes cometer el grave error de desvivirte por satisfacer a alguien con la que no posees una conexión emocional. El sexo puede ser muy bueno, pero este tipo de vínculos son los que hacen que el placer vaya mucho más allá de lo corporal. Si tu pareja y tu no poseen esto aún, es normal que tengan inseguridades con respecto al otro. Eso irá cambiando en la medida en que se conozcan, compartan y tengan sexo.

Deja Las Frustraciones

Responde algunas preguntas:

¿Te excitas?

¿Se te levanta?

¿Logras tener sexo?

¿Tienes un orgasmo?

¿Eyaculas?

¿Luego de un rato, se te vuelve a levantar?

Si a todas has respondido que si... ¡No tienes un problema! De lo contrario, consulta a un médico.

Deja de pensar que eres poco hombre o menos viril. El hecho de que la duración de tu orgasmo sea diferente a la de otro no determina tu masculinidad. La medida de amor propio y seguridad en ti mismo es la que hará que tu área sexual, emocional y mental estén estables; y créeme, a las mujeres le agradan mucho los hombres con buena autoestima y sin complejos, pues ellas son las que generalmente tienen este problema, por su naturaleza delicada. Ellas quieren un hombre, no una nena.

Trabaja estas áreas poco a poco para que alcances libertad de tus propias cadenas internas.

Dale Importancia a La Anatomía Humana

Tener sexo esta en nuestra naturaleza, lo que se nos dificulta a veces es entender como esta funciona. No solo es conocer las zonas erógenas de la mujer y las tuyas lo que hará que el coito sea más placentero; debes curiosear el funcionamiento de tu cuerpo de hombre y el de ella como mujer y también como funcionan sus mentes.

Cuando el sexo es malo, una de las razones es porque no nos hemos dedicado a conocernos a nosotros mismos y mucho menos a nuestra chica. Va mucho mas allá de lo que nos guste hacer en la cama; es profundizar en la mecánica humana, incluyendo la emocional. Un ejemplo puede ser que no sepas como funciona los días de menstruación de una mujer.

Debes estar al tanto sobre que le afecta a tu chica en el periodo de SPM (Síndrome Pre-menstrual), durante sus días de regla y los posteriores, antes de la ovulación. Son prácticamente dos semanas intensas para ella y si no conoces su anatomía y su psicología, puedes tomar una explosión de sollozos muy personal o incluso hacerle daño durante el coito cuando sus ovarios están inflamados.

Y no solo ella. ¡Nosotros también tenemos afectaciones hormonales! Aunque no son cíclicas, la baja de testosterona provoca el SIM (Síndrome de Irritabilidad Masculina) y es causada por excesos de trabajo, cambios o pérdida del mismo, accidentes o circunstancias que generen estrés. La testosterona es la que actúa en el sistema nervioso central y los estresores (circunstancias) afectan los receptores, causando que se den periodos de inapetencia sexual y falta de animo.

Con respecto a nuestro sistema fértil, ahondaremos un poco más en el tema en el siguiente capítulo, de modo que la onda de auto conocimiento se mantenga y puedas profundizar mucho más en el funcionamiento de la anatomía masculina.

Capítulo II

Funcionamiento Del Aparato Reproductor Masculino y La Eyaculación Precoz

Nuestra Mecánica

Para no entrar en detalles y términos médicos, te explicaré brevemente el trabajo de nuestros órganos desde la excitación hasta la eyaculación, de modo que seas consciente del los procesos que lleva a cabo nuestro cuerpo durante el coito.

λLos testículos, glándulas en forma de ovalo, están ubicados dentro del escroto o bolsas; estos producen la esperma, que esta formada por el liquido conductor y los espermatozoides y es activada por el epidimio. La cantidad de espermatozoides ascienden hasta 300 mil en cada relación sexual.

λLa esperma viaja a través de los conductos deferentes, los cuales miden aproximadamente 30 cm. En el camino, la esperma se encuentra con la vesícula seminal, las glándulas bulboretrales y la próstata, las cuales le agregan al menos el 40% de volumen y además proveen células protectoras y nutritivas para los espermatozoides; aumentando las probabilidades de fecundación, no solo en el momento del orgasmo, sino mucho antes, durante el coito.

λLa esperma tiene su trayecto final a través de la uretra, la cual tiene variaciones en sus medidas y es el conducto principal del pene.

Todo este procedimiento es ejecutado por nuestros cuerpos durante el coito. Ahora, sabiendo como funciona nuestro motor, podrás darte cuenta que el tema de la eyaculación precoz no es grave, como lo pintan en los sitios de Internet. Eyaculamos de forma rápida simplemente porque nuestra excitación hace que los testículos y el epidimio trabajen más rápido.

No es una deficiencia ni condición, simplemente se debe a la circunstancia. Un ejemplo puede ser, en el momento de la masturbación. Generalmente, ninguno de nosotros, al momento de masturbarnos, trabajamos en retardar el orgasmo sino que nos dejamos llevar y nos centramos en acabar pronto. Es igual cuando lo hacemos con una chica.

Muchos libros y páginas te dirán que es un problema psicológico, o de estrés, o médico; pero la realidad es esa: nuestros órganos trabajan de esa forma. Entonces, salen al mercado miles de libros que te hacen creer que tienes un problema y te dan alternativas de "retraso del orgasmo para durar más en la cama". ¡Por favor! ¡Seamos realistas amigo! En que momento en el que has estado a punto de acabar, estás pensando: "¡Hey, me detendré ahora para retrasar mi orgasmo!" O "¡Rayos! No debería estarme viniendo en este momento". Si lo has pensado, créeme que en esos momentos, esa distracción te ha quitado mucha de la diversión y el placer que corresponde al acto sexual.

Podríamos enfocarnos solo en técnicas de retraso de la eyaculación, como muchos otros autores; pero soy de los que piensa que si mi cuerpo funciona de una manera y además, funciona bien; no tengo porque detenerme a pensar como cambiarlo sino más bien, como aprovecharlo.

Concepciones Sobre La Eyaculación Precoz

Los médicos dicen muchas cosas y los blogueros dicen otra; pero todos esencialmente coinciden en lo mismo: "la eyaculación precoz es la incapacidad de controlar el orgasmo" y tienen razón en esto. Todas las demás afirmaciones son accesorias, algunas correctas, otras incorrectas y las últimas completamente inútiles. En lo que nosotros debemos centrarnos es en la dificultad de controlar nuestra propia excitación.

No me malinterpretes. No estoy buscando que el sexo que tengas de ahora en adelante sea esquematizado y preparado tal como si fueses a dar una conferencia pública, nada de eso. Lo que busco con este libro es que elimines la concepción errada de que tienes un gran problema y comiences a agregar a tus actos sexuales, métodos efectivos con los que tu chica y tu obtendrán placer antes del orgasmo, sea con un rapidito o en una jornada salvaje de fin de semana.

Por consiguiente: el haber llegado hasta aquí ya debería haberte ayudado a suprimir los prejuicios contra ti mismo. Si aun tienes inseguridades y piensas que estás enfermo, por favor antes de continuar, lee de nuevo los dos primeros capítulos y **grábate esta frase: "¡Puedo disfrutar de un buen sexo, con una bella chica, en cualquier momento que desee y lograr tanto mi orgasmo, como el de ella!"** ¿Qué más deseamos los hombres?

No te dejes dominar por lo negativo, aprovecha las herramientas y capacidades que tienes como hombre y sobre todo, no te disminuyas a ti mismo por haber tenido algunos días malos; pero tampoco te ensalces por el hecho de que logres superar este obstáculo. Mantén la sencillez del objetivo del sexo muy claro en tu mente: ¡Disfrutar y divertirte!

El Sistema Nervioso y El Sexo

Como todo en nuestro cuerpo, nuestro motor sexual se activa en el cerebro. El sexo tiene la ventaja de que hace pasar al cuerpo por montañas rusas de sensaciones de relajación y adrenalina al mismo tiempo. Es por eso que, liberar la mente de cualquier tormento que tengamos, nos ayuda a disfrutar más el coito, puesto que al tener pensamientos estresantes, nuestro sistema nervioso leerá la circunstancia presente que es el acto sexual, como una situación de peligro y apagará los sistemas que relajan el cuerpo y nos provoca la erección, activando de inmediato la eyaculación como proceso natural del cuerpo.

Es por eso que es de suma importancia dedicar un tiempo considerable a barrer tu mente y mejorar tu estabilidad emocional, de forma que descartes por completo esos obstáculos que te detienen de disfrutar un buen coito con tu pareja sin preocupaciones ni estrés. Mientras más relajado estés, el sexo será mas largo y tu orgasmo se retardará para llegar solo en el momento en que decidas llevar tus niveles de excitación al extremo.

Generalmente, nuestra mente no está capacitada para controlar los niveles altos de excitación. No es solo mantenerse relajado, sino también conocer nuestra propia escala de placer en las cuales sabremos el punto exacto donde perdemos el control. Es igual que aprender a manejar; mientras más practicas, puedes aumentar la velocidad. Al principio no puedes controlar un auto a 180 km por hora, pero luego de mucho intentar, te vuelves un experto; es igual con el sexo.

La primera nota de la escala es la excitación. Es el instante en que se pasa de la nada a la erección. Debes aprender a conocer, que estimulantes son las que te excitan, puesto que, sabiéndolas, aprenderás a controlarte en la segunda nota de la escala de placer.

La segunda nota suele llamarse etapa de meseta, en la cual, los niveles de excitación son variables, crecen y llevan al orgasmo y la eyaculación, que es la última nota de la escala y la más intensa.

El trabajo arduo es en la etapa de meseta; en la cual, debes mantener tus niveles de placer estables, con ayuda de las practicas y pensamientos que relajarán tu cuerpo, tu respiración y ritmo cardíaco y además la entera concentración en las sensaciones de tu cuerpo y el de tu chica. Esto te ayudará a mantenerte en la meseta por más tiempo, tanto en los juegos previos, como en el sexo oral y la penetración.

Debo resaltar que, cualquier hombre del mundo puede eyacular en menos de 3 minutos. Es algo completamente natural, de modo que, no te preocupes. Tus problemas no son problemas, son cosas naturales que a todos les sucede.

Capítulo III

Decidir Entre Hablar o No Con Tu Chica

Se que es bastante inesperado que aborde este tema. Los hombres siempre suponemos que si tenemos un problema que resolver, nos toca a nosotros hacerlo, sobre todo a nivel sexual. Pero en este caso, como tu problema no es problema, como tienes que dejar de verte como un error y como el sexo es de dos, necesariamente debes hablar con tu pareja.

¿Cuando no hablar con ella? Cuando tienes sexo ocasional, cuando tienes de pareja una "criticadora" o una "tigresa insaciable", cuando a tu chica no le importas en lo más mínimo o cuando por el contrario, ella no te importa y finalmente cuando tu vida sexual no esta muy activa últimamente (osea, no tienes con quien hablar). Si ninguna de estas afirmaciones corresponde a tu estatus actual, es muy recomendable y conveniente que te armes de valor y según el grado de confianza que tengas con tu pareja, converses de acerca de estos temas que beneficiarán a los dos.

Las Mujeres Son Incomprensibles

Afirmar que una mujer no se entiende ni a sí misma no es machismo, es la realidad. Las más cuerdas comprenden claramente este hecho y, aunque no pueden modificarlo o controlarlo, luego de sus desvaríos emocionales, entienden que fueron sus hormonas o sus propios prejuicios e inseguridades las que actuaron. La importancia de charlar con una mujer sobre temas sexuales no es solo ayudarle a entender si tenemos o no un problema, sino también hacerle entrar en razón de que ellas influyen muchísimo en el éxito o fracaso de los encuentros sexuales.

En este apartado seré algo crudo; no porque tenga rencor o sea machista, sino porque este no es un libro para mujeres, sino para hombres; y las cosas que tu aprendas aquí debes enseñárselas a ella, con mucho tacto, amor y dulzura; porque si lo haces de otra manera, en vez de una agatiza deseosa, tendrás un cactus en la cama. Comencemos.

Una Mujer Excitante y Atractiva

Decirle a una mujer, sin ningún tipo de sensibilidad, que no despierta en ti deseos de satisfacerla hasta la locura es el error más grande que puedas cometer, no solo para tu relación, sino para sus emociones delicadas. Es una realidad que hay mujeres que se descuidan mucho y se olvidan de ellas mismas para centrarse en miles de tonterías sin importancia. Si ves que tu pareja esta sufriendo de este descuido, debes determinar algunos factores antes de realizar un movimiento.

Si el descuido es durante periodos cortos de tiempo (puede deberse a los procesos hormonales o periodos de estrés) o si es permanente desde cierto momento.

En este caso, si es por periodos cortos no tendrás tanto trabajo. Solo hazle ver que necesita un poco de "latonería y pintura" de forma sutil y ella lo entenderá. Pero en el caso de que sea algo permanente (no busquemos quien de los dos es el culpable, por favor), tu debes ayudarla de diferentes formas para que dedique más tiempo a sí misma. Regala cosas que no sea de cocina (ropa, zapatos, maquillaje, etc) y también días de spa o salones de belleza, en los que encontrará personas que le harán ver lo importante que es cuidar de sí misma.

Todo este esfuerzo solo te traerá beneficios, ya que no solo tendrás una mujer hermosa a tu lado, sino que su seguridad se verá aumentada y dedicará mucho más tiempo en aprender como agradecértelo en la cama (me lo dijo una mujer).

Si el descuido es porque tiene mil cosas que hacer en casa, en el trabajo, en la calle, en la iglesia, en la familia, etc.

Sin buscar culpables, sino soluciones, debes buscar la manera de aligerar la carga de tu pareja. La vida sexual decae cuando uno (o los dos) están muy ocupados. Es primordial que tanto tu como ella, delimiten sus prioridades de vida y no establezcan solo "el jueves por la noche" para tener sexo. La vida que lleven les debe dar oportunidad de escaparse de vez en cuando, ya sea por un rapidito en la cocina mientras la cena se quema o una noche romántica alejados de todo.

Si tu te llenas de cosas por hacer y dejas que tu novia llene sus soledades con muchas otras responsabilidades, ten por seguro que ella dejará de ponerte atención y también descuidará su cuerpo y su vida.

Si el descuido de tu chica se debe a tu propio descuido.

Aquí seré un poco cruel contigo, mis disculpas de antemano. ¡¿Como pretendes tener una mujer hermosa, sexy y excitante si tu mismo te has descuidado?! Puede que no sea tu caso, pero si lo es, déjame decirte que te has confiado demasiado. A las mujeres les gusta el sexo, pero también le gustan los hombres. Si notas un descuido de su parte, mírate en el espejo y determina si tu mismo no has caído en eso.

No me malinterpretes, no me refiero a tu aspecto corporal. Me refiero al cuidado, pulcritud y sensualidad que como caballero debes mantener. Si quieres mejorar tu vida sexual, eliminar las inseguridades provocadas por el funcionamiento de tu motor y ocasionarle orgasmos a tu mujer, será mejor que te mantengas a ti mismo, de modo que ella siempre que te vea, tenga pensamientos lujuriosos contigo.

Espero me hayas entendido, porque no lo volveré a repetir en todo el libro. Busca las formas que más te convengan para lucir atractivo para ella y la tendrás en la mano todo el tiempo, así como ella querrá tenerte a ti si está llena de seguridad en si misma y con su cuerpo.

Habla Con Tu Chica Sobre Las Cosas Nuevas Que Quieres Experimentar

Si tienes una de esas perlas aventureras, no la sueltes, pues esas son las que estarán dispuestas a cumplir tus fantasías sexuales. Pero por el contrario, si tu novia es un poco cerrada, debes proceder con más tacto. Sin importar como sea ella, debe ser un trabajo en equipo.

Las mujeres deben entender que lo que más nos gusta de ellas es su disposición y sumisión hacia nosotros. Puede que suene machista, pero en este caso, no me importa porque es la verdad. A mi me gusta, en ocasiones que mi chica sea mala y tome el control de la situación en un determinado momento del sexo, para luego quitárselo y tenerla bajo mi mando hasta que diga "Si señor".

Si tu no eres virgen (que por supuesto, no lo eres) sabrás de lo que hablo. A ellas les gusta mucho (me lo dijo una mujer) que el hombre sea a veces dulce y a veces desalmado. Con esto no me refiero a recurrir a la violencia o ese tipo de extremismos; no comparto ese tipo de cosas porque amo a mi pareja y no quisiera humillarla o dañarla de alguna forma; pero hay algunas fantasías sucias que no solo a nosotros los hombres nos quitan el sueño, sino también a ellas.

Aunque las mujeres mantengan sus ojitos esquivos, son mucho más imaginativas que nosotros con respecto a fantasías sexuales; solo debes ir poco a poco descubriendo sus intereses, de modo que ella no se sienta como una cualquiera por tener esos pensamientos, sino que vaya liberándose poco a poco hasta estar muy dispuesta a hacer cosas diferentes.

Buscar estas nuevas experiencias mantendrán tu atención en otros aspectos aparte de tu erección. Comienza siempre por experiencias con ritmos lentos y estimulaciones orientadas más a nivel visual que del tacto, tratando siempre de que ella tenga mucho placer en el proceso. Esto lo trataremos más a fondo en los siguientes capítulos.

El Sexo Oral: La Cereza Del Pastel

Hay muchas mujeres a las que no les gusta hacer el sexo oral o incluso recibirlo. Esto también aplica con nosotros los hombres. Todo depende de las preferencias de cada quien y la apertura mental que tengan. Pero a mi, en lo particular, recibir el sexo oral es una de las mejores cosas que existen en el planeta tierra, y en el caso de mi novia, sus gemidos cuando la beso hablan por si mismos.

Estos métodos son primordiales para entrenar tu cerebro y tu pene sobre el control del orgasmo. Tu chica debe aprender el arte de jugar contigo para que, excitándote, no te haga acabar. Ellas tienen esa especialidad, por su naturaleza, de controlar tus orgasmos más que tu mismo. Tu pareja puede ayudarte tanto como la mía me ayudo a mi, a que el sexo se convierta en algo más que solo penetración y pueda llegar a ser una montaña rusa de placer corporal y visual.

Por otro lado y aunque para algunos resulte difícil de creer, darle sexo oral a tu novia también puede ayudarte a retrasar un orgasmo. En los casos primarios de eyaculación precoz, resulta difícil mantenerse, pero la práctica hace al maestro. Centrar tu atención en la excitación que provoca los gemidos y temblores de una mujer cuando se le hace sexo oral, evita que te vengas con tu erección, puesto que en este caso, es tu mente el órgano que esta recibiendo placer al escuchar como estas llevando a tu pareja a la locura.

¡Fuera Los Prejuicios!

A la mayoría de las personas que no les gusta dar o recibir sexo oral, tienen como excusa o razón que es "asqueroso". Esa frase me parece total y plenamente estúpida, si en algo te importa mi opinión. Aquí entramos de nuevo en las largas listas de prejuicios, pre-concepciones y los tantos etcéteras que solemos mantener de nuestra educación antigua. En lo personal, el estrógeno de mi chica me elimina la cordura y si tu eres un hombre y además eres común y corriente como yo, también debes quedar atontado.

En el caso de las mujeres, no entiendo muy bien lo que ellas piensan pues, por si no te habrías dado cuenta, antes de escribir este libro hable con una. Al preguntarle solo me dijo que le gustaba complacer, así que debe ser similar lo que sentimos los hombres al practicarles el sexo oral a ellas. De todas formas, lo importante es que en realidad, ellas lo disfrutan (al menos la mayoría).

Si he tenido relaciones en las que ellas no han sido muy dadas a esta práctica, pero mi novia actual me mantiene muy feliz en este ámbito y ¿qué más puedo hacer yo que también devolverle el favor?

Mantengan El Higiene

Si a alguno de los dos les preocupa aún algunos detalles sobre el sexo oral con respecto a higiene, lo mejor es que lo mantengan. En tu caso, trata de siempre estar bien afeitado, de modo que ella tenga mucha piel donde tocar. Siempre mantente limpio y con buen olor de talco o perfume; a ellas les agrada los olores dulces. Come frutas cremosas, dulces y cítricas como melón, bananos, duraznos, cerezas, papaya, uvas, piña, granada, etc.; estas harán que tu semen tenga un sabor más agradable.

En su caso, ella también debe mantener su higiene, estar bien rasurada y utilizar jabones especiales. No es recomendable que use talcos, pues puede resecar sus labios y clítoris.

Si los dos aplican esto y se esfuerzan por eliminar sus concepciones erradas y abrir sus mentes, la experiencia del sexo oral sera muy gratificante para los dos.

Capítulo IV

Salud, Fuerza y Resistencia Dentro y Fuera De La Cama

No se cual es mi manía de comparar mi masculinidad con un automóvil. Pero supongo que el ejemplo servirá:

Un automóvil, de la marca más cotizada del mercado, con rines y llantas de alta calidad, de un color atrayente, deportivo, descapotable y con una luz de reflector que hace pensar que bajo del cielo. Te montas en el y cuando lo enciendes comienza a humear y no quiere andar ni un metro... ¿te parece correcto?

En este caso, no me estoy refiriendo a las habilidades en la cama de un hombre, sino a su salud, su resistencia y su fuerza. De nada sirve ser joven, bien parecido, tener músculos y saber cumplir al pie de la letra cada una de las fantasías propias y de las de una mujer, si en realidad nuestros cuerpos están débiles de salud, propensos a enfermarse y sin resistencia respiratoria y cardiovascular.

Es por eso que este capitulo me he centrado en los hábitos y prácticas que todos los hombres debemos mantener, no solo para potenciar la vida sexual, sino para vivir más y mejor, estar llenos de energía, fortaleza y ánimos para emprender aventuras de cualquier tipo.

Y si, compañero. Esto aumentará la virilidad de tu miembro y te ayudará a mantener más control sobre tu cuerpo y mente al momento del coito; recuerda que mientras más vitalidad tengas, más capacidad tendrás de mejorar en muchos aspectos.

Nutrición: El Primer Aspecto a Considerar Por Un Hombre

Nosotros los hombres somos sencillos para todo, sobre todo en cuanto a la alimentación se refiere. En lo personal, me da igual cenar pollo asado a los vegetales que un hotdog en cualquier esquina. Las mujeres tienen más habilidad con estas cosas, pero si no tomamos en serio este aspecto, terminaremos sufriendo muchas enfermedades tan solo a los 40 años.

Lo principal es eliminar o regular aquello que es dañino para el cuerpo. Productos como el café, el tabaco y el alcohol son los causantes de dependencias y enfermedades, así que es mejor pisar el freno en este ámbito. Los alimentos con exceso de grasa y las carnes rojas llenas de hormonas animales de crecimiento disminuyen en gran medida las facultades del cuerpo para trabajar correctamente y recuerda que el cuerpo es como una torre de cartas: cuando se quita una, toda ella se derrumba.

Por otro lado, los alimentos que debes consumir no solo son las frutas y los vegetales, sino también los cereales, frutos secos , granos y especias. También hay algunos alimentos, especialmente los marinos, que son afrodisíacos especiales. Ingerirlos te beneficiará en la actividad de habitación.

A continuación, listaré los alimentos que debes mantener en tu programa alimenticio:

Carnes blancas:

Pollo, pavo, cerdo, conejo, tortuga, cordero, y cualquier tipo de embutidos de este tipo.

Especies marinas:

Peces de agua dulce y salada, moluscos, mariscos, algas y enlatados de productos de este tipo.

Productos animales:

Leche, crema de leche, suero de leche, natilla, yogurts, queso, huevos, etc.

Vegetales y frutas:

Hortalizas verdes y naranjas, especias y ramas, vegetales ricos en agua y picantes, frutas cítricas, dulces y cremosas.

Cereales, granos y frutos secos:

Almendras, nueces, manís, etc. Avena, trigo, cebada, linaza, chia, maíz, etc. Lentejas, habichuelas, frijoles, etc.

Dulces y bebidas:

Chocolate, vino tinto, cerveza, leche, yogures, bebidas energizantes, preparados de cereales, etc.

Afrodisíacos:

Ostras, almejas, langosta, plátano, vainilla, coco, canela, champan, miel, aguacate, café, caviar, piña, almendra, maracuyá, zanahoria, anís, jalea, espárragos, regaliz y nuez moscada.

Es necesario que te empapes en el arte de la cocina vegetariana o común para que puedas dar un valor agregado a tu nutrición. Si tienes una esposa o novia, explícale estos argumentos para que ella te ayude a mejorar tus programas alimenticios y compartan estos intereses.

Fuerza y Resistencia

Es excitante poder tomar a tu pareja, alzarla y colocarla en cualquier posición que se te ocurra; pero para eso necesitas una condición física óptima y para lograrlo, debes incorporar a tu vida la renombrada actividad física; recordando que no solo es para mejorar tus habilidades en la cama, sino también para disminuir riesgos de enfermedades y afecciones.

Es recomendable la práctica de cualquier deporte, actividad anaerobica o asistir a gimnasios con máquinas de fuerza y resistencia. Mantener un aspecto y cuerpo sanos y fortalecidos aumentará tu seguridad en la cama.

También te recomiendo que incorpores a tu rutina ejercicios de estiramiento, para aumentar tu flexibilidad. Recomienda a tu pareja, de forma que puedas practicar diferentes posiciones con ella para que los dos queden satisfechos y sorprendidos.

La Zona Pélvica

Hay un detalle que a muchos se nos olvida. El ejercicio de la zona pelvica es primordial para aumentar la resistencia en la meseta del placer. Fortaleciendo estos músculos, las erecciones serán mucho más fuertes y efectivas, de modo que se puede aumentar el auto control sobre el orgasmo sin tanto esfuerzo mental.

Generalmente estos músculos se tensan de forma involuntaria al momento de orinar, penetrar o eyacular. Uno de los ejercicios recomendados para ejercitarlos es que, al momento de orinar o masturbarte, los identifiques y luego los tenses voluntariamente durante unos segundos para luego relajarlos por completo; mejorando el control sobre ellos.

La masturbación puede ayudarte a ejercitar estos músculos y también la eyaculación y el orgasmo. Estamos descontrolados por acostumbrarnos a las sesiones cortas de masturbación; pero al tomar esta actividad como una oportunidad de autoconocimiento, estarás aprovechándola para entrenar tu cuerpo a obedecer tu mente.

¡Mastúrbate!

La masturbación es la mejor actividad para entrenar tu resistencia. Una sesión de masturbación debe durar no menos de 20 minutos, de forma que puedas mantener los niveles de excitación estables y no se eleven hasta el punto del orgasmo. La frecuencia de las sesiones las defines tu, pero para tener una mejora rápida, debes tomar como mínimo tres momentos a la semana para entrenarte.

Como ya sabes, una vez que se inicia la masturbación, no podemos detenerla; la diferencia entre las anteriores y las sesiones largas es que constantemente debes disminuir y aumentar la velocidad, especialmente cuando sientas que estas aumentando los niveles de placer.

Regula tu respiración para disminuir el ritmo cardíaco y relaja los músculos pelvicos. Enfócate no solo en tu miembro sino también en otras partes del cuerpo que experimentan sensaciones fuertes, de modo que puedas estimular la atención de tu mente en otras zonas erógenas para el momento que estés con una chica.

Debes dejar de pensar. En todo momento, solo debes concentrarte en las sensaciones de tu cuerpo hasta el momento del orgasmo. Puede que al principio sea un poco difícil mantener el control, especialmente de la velocidad; pero con unas 3 semanas de práctica puede que pases de los 20 minutos.

Cuando ya entrenes el control de tu propia excitación, es momento de probar con la técnica de detención justo antes del orgasmo. Puede que pase mucho tiempo antes de que lo logres, aun a mi me cuesta mucho hacerlo; pero en el punto en el que sabes que vas a eyacular y no hay mas alternativa, allí es el momento de parar por completo hasta que los niveles de excitación bajen de nuevo a la meseta y vuelvas a comenzar.

No creas que es dañino para tu cuerpo, de ninguna manera. Si fuera malo detenerse antes de eyacular, el cuerpo no tendría la capacidad de hacerlo ¿no lo crees?

Capítulo V

Técnicas Masculinas Para Satisfacerla

Un hombre a quien no le importe la satisfacción de una mujer, tiene un problema grave. No hay nada mejor que hacerlas gemir y escucharlas decir tu nombre (me disculpo con mis lectores sordos) y es por eso que nos preocupa tanto si acabamos rápido o lento, si somos atractivos o no, si somos buenos en la cama o no, etc. Más que lo que ellas piensen, o que nos debe importar es que dejen de hacerlo y se dejen llevar.

La mente de la mujer funciona de manera muy extraña. Pueden tener hasta cuatro cosas en la mente al momento de tener sexo (me lo dijo una mujer), pero en el único momento en el que pierden la cabeza es en el orgasmo.

Si se les pidiera una opinión a todos los hombres del mundo sobre lo difícil que es darle un orgasmo a una (o a algunas) mujer con la señal de costumbre, Goku recibiría mucha energía por todas nuestras manos levantadas.

No es porque tengan o no una incapacidad, es algo completamente natural y te explicaré por qué.

Las Mujeres y Sus No-Orgasmos

Las mujeres, a diferencia de los hombres, se les hace mucho mas fácil mirar el objetivo real del sexo. ¿Recuerdas cual es cierto? Si, disfrutar y divertirse. A ellas les importa mucho estos dos factores, no solo para su propia experimentación sino para la de su pareja.

Los hombres no solemos hacer mucho ruido hasta el orgasmo, pero cuando se nos escapa un gemido, para ellas es mejor que un regalo de navidad. Y es que la naturaleza de una mujer es total y completamente complaciente. Otro de los aspectos que disfrutan mucho es que las abraces y las mires a los ojos mientras la penetras; puesto que otro de sus aspectos resaltante es el romanticismo que va aunado al sexo.

Las mujeres que suelen separar el sexo de las emociones, no les importa mucho este tipo de cosas, solo se enfocan en recibir placer; pero aquellas que suelen ser mejores en la cama son la que los mezclan, puesto que para ellas, tener al hombre que quieren en la cama es una dicha muy grande.

Es normal para nosotros experimentar con mujeres de cualquier tipo, pero cuando nos topamos con la que mezcla el objetivo del sexo con su esencia única de mujer y sus sentimientos, estamos perdidos.

En mi caso, comencé a desvivirme por mejorar en la cama en el momento en que me encontré con mi novia actual. Antes era un poco confuso lo de la eyaculación precoz y aunque, como todo hombre, mantuve experiencias sexuales que me ayudaron a mejorar, era diferente el sexo con las chicas con las que salía de vez en cuando que con mi novia. Es por eso que ahora me preocupa mucho más las diferentes formas de hacerle disfrutar, tanto en sus no-orgasmos como en los orgasmos.

Los no-orgasmos de una mujer es la meseta del hombre (todo esto lo se porque un libro de sexo no se escribe sin el punto de vista de una mujer). Para la mayoría de las mujeres, su no-orgasmo se da en el momento en que su pareja eyacula. Ellas quedan satisfechas tanto como el hombre cuando acaba y, aunque quedan con ganas de más quedan tranquilas y felices.

Es por eso que importa mucho la atención que les pongamos. Para ellas es diferente ser penetradas solamente que ser penetradas con abrazos y besos al mismo tiempo. Son de naturaleza complaciente y quieren sentir que nuestro orgasmo es provocado por ellas; aunque siempre sea así, los detalles que tengamos durante el sexo son los que las dejarán convencidas. Tócala, bésala dile cosas dulces o sucias. No te quedes callado y silencioso; las mujeres se excitan con tan solo unas palabras. Si son las correctas, felizmente abrirán sus alas para recibirte.

Es por eso que no debemos frustrarnos si nuestra chica no tiene un orgasmo, pues para ellas, el nuestro es el suyo propio. Sin embargo hay un detalle que debes tener en cuenta.

Muchos No-Orgasmos Las Dejan Con Ganas De Más

Cuando una mujer está mucho tiempo sin experimentar un orgasmo, es similar al tener sed y tomarse una coca-cola (sin ánimos de hacer publicidad). Te puedes beber muchos vasos congelados de este líquido, pero mientras mas bebas, más ansiedad tendrás. Y digo ansiedad y no sed porque el cuerpo sacia la sed con liquido, pero la ansiedad por el verdadero líquido que es el agua no se acaba hasta que lo obtengas.

Así son las mujeres. Muchas sesiones de sexo pueden tener o incluso pueden abstenerse por muchos años, pero la ansiedad por el orgasmo es tan grande que muchas no se dan cuenta que esto es lo que las mueve a ser complacientes y sumisas en la cama. Sus cuerpos siempre anhelan acabar y llegar al clímax, por eso, para ellas son inolvidables cada uno de sus orgasmos.

A muchas mujeres se les hace creer que si no alcanzan el orgasmo, son incapaces (una situación parecida a nuestra eyaculación precoz). Si te encuentras con una de estas, debes hacerle disfrutar del momento para que olvide sus prejuicios y demuéstrale que tu eyaculas por ella. No la señales nunca por que no haya tenido un orgasmo ni le preguntes porque, puede que en realidad no lo sepa.

El Orgasmo De Una Mujer

No es muy común que una mujer tenga un orgasmo por penetración; son situaciones únicas, no todos lo logran. No quiere decir que el que lo logre es más hombre que el que no, pero mi amigo, hay que rendir honores a aquel que lleve al extremo a su mujer con tan solo su pene.

No es algo imposible, yo lo he hecho pero no ha sido fácil. Sin embargo, como el buen Creador es tan caritativo con ellas, les dio a cambio de toda su naturaleza complaciente, un botón poderoso del placer: el clítoris.

Si bien puedes recordar, que cuando tocamos el clítoris de una chica, sus piernas se debilitan de inmediato y si aun no habían gemido con el juego previo, aquí lo hacen. Es porque la sensación que nosotros tenemos con nuestro pene es el mismo que ellas tienen con el clítoris, solo que multiplicado a la quinta potencia.

Nuestro pene sirve para muchas cosas, pero su clítoris solo sirve para darles placer y más nada, esa es su principal y única función.

La estimulacion del clítoris les ayuda a perder más rápido su mente, que es lo primordial para que una mujer pueda tener un orgasmo. Aunado a esto, los factores que ya mencionamos anteriormente, sobre la comodidad y los sentimientos que una mujer comparta con su pareja, son los que hacen posible el alcance del orgasmo. Ademas, todas las mujeres son diferentes y los experimentan de diferentes formas. No puedo detallar en este libro los tipos de mujer y los tipos de orgasmos, principalmente porque soy hombre, pero puedo darte algunas recomendaciones más adelante para que experimentes con tu chica.

No debes presionarla sobre este tema. Algunas pueden tener muchas inseguridades que le impidan alcanzar el nivel máximo de placer y otras puede que nunca lo hayan experimentado; tu solo mantén entre ceja y ceja el dar, recibir, disfrutar y divertirte; los orgasmos vendrán solos. Aunque no esta de más que te levantes un día y digas "¡Hoy le provocaré un orgasmo a mi novia!", créeme, ella te lo agradecerá.

¡Provócale Un Orgasmo!

Ahora viene la parte divertida. ¿Recuerdas la frase que te dije que no olvidaras en el capitulo 2? es: "¡Puedo disfrutar de un buen sexo, con una bella chica, en cualquier momento que desee y lograr tanto mi orgasmo, como el de ella!" Mantenla, por favor. La vas a necesitar.

Lo primero que necesitas es hacerla sentirse hermosa, cómoda, segura y querida. No importa si entre los dos no hay vínculos emocionales; esos cuatro aspectos le brindarán a tu pareja la confianza necesaria para dejarse llevar. Recuerda siempre que es la mujer la que tiene la barrera entre la meseta y el orgasmo. Si ella se siente incómoda, no importa cuan fuerte la penetres o cuanto sexo oral le hagas; no lo lograrás. Tu capacidad principal consistirá en hacerla sentir hermosa, cómoda, segura y querida.

No le hables sobre los orgasmos, las ponen un poco incómodas y presionadas al momento del coito. Generalmente las mujeres no lo buscan, siempre están concentradas en las sensaciones propias y las de su pareja. Concéntrate tu en lograr eso, de modo que sea una sorpresa para ella y que sin previo aviso ni presiones, alcance el clímax.

Uno de los detalles que les gusta es el romanticismo. Debes ser romántico y llevarla a un sitio donde ella pueda desinhibirse por completo; donde no le preocupe si gime o grita. Además, debes preparar tu apariencia y oler bien para ella; planificar de forma especial y sencilla, de modo que ella conecte las emociones con el acto sexual.

Por otro lado, tener sexo concentrándote en tu sensualidad y la de ella, les dará mucho más placer del que te imaginas. Tocarse, besarse, mirarse con lujuria, susurrar palabras calientes y cualquier otra cosa que estimule las sensaciones de sus cuerpos y sus mentes mejorarán el desarrollo del coito.

No te apresures. Si quieres darle un orgasmo, debes estimularla en su meseta hasta que no aguante más. Con un juego previo de cinco minutos es suficiente para nosotros, pero para ellas no lo es. Acaríciala, toca con suavidad sus zonas erógenas, pellizca sus pechos y roza su pelvis "sin querer"; todo esto con ropa, de modo que ella se termine desvistiendo sola de placer. No olvides mirarla a los ojos mientras le haces todo eso, tu eres el tentador y ella tu victima. Eso les gusta.

Trata de evitar interrupciones en lo que sea que estés haciendo; si la escuchas gemir, mantén esa técnica un tiempo para luego experimentar con otra. Si notas como se doblega o se debilita con alguna de tus caricias, sigue haciéndolo; todo lo demarcará el grado de sumisión que tenga hacia ti.

Si se da la ocasión de provocarle un orgasmo por penetración, ya sea vagina o anal, debes mantener un ritmo constante e ininterrumpido, de modo que solo te detengas cuando tu hayas acabado y ella haya quedado sin fuerzas. Por eso es la importancia de las prácticas largas de masturbación; te ayudará a alcanzar este objetivo.

Si por otro lado, la ocasión se da por estimulación de su clítoris con la mano o con sexo oral, o por la estimulación de su punto G, al cual puedes llegar introduciendo dos dedos en su vagina y haciendo gestos hacia el frente; debes de igual forma mantener el ritmo del movimiento, sin detenerte para que crezca el placer hasta el final.

No es tan difícil mirarlo desde esta perspectiva ¿cierto? La mayor parte esta determinada por los detalles y la perseverancia que cada uno tenga en el momento de hacer el amor. Ponte como objetivo conseguirle a tu novia placer y locura y te olvidarás de muchas cosas que te distraen durante el sexo.

Practica Posiciones Diferentes Para Una Mejor Penetración

Ninguna posición es mejor que otra; en realidad todo dependerá del tipo de cuerpo y la flexibilidad de cada uno. Puedes ocasionarle un orgasmo con la posición simple del misionero, todo dependerá de lo que hablamos en el capitulo anterior. Sin embargo, practicar diferentes posiciones te dará el control absoluto sobre ella y, aunque ella este arriba, sabrá que el que manda eres tu y eso la excitará aún más.

Indícale, ordenale, tómala por el cuello o por la cintura y levántala. Que sienta que tu eres su dueño y ella es la que debe obedecer.

Recuerda variar en la penetración; comenzar lento y luego penetrarla fuertemente (si ya has puesto en práctica las sesiones largas de masturbación). Si utilizas una posición en la que este de espaldas a ti, estimula su clítoris o si usas una de frente, ábrele muy bien las piernas de modo que tu vientre choque con su clítoris y puedas darle mas placer.

Otra de las alternativas, en el caso de que aún no domines mucho tu orgasmo, es iniciar la penetración y quedarte dentro de ella. Le va a gustar tenerte dentro mientras sigues besándola y abrazándola; además que te ayudará a no eyacular tan rápido. La mejor posición para desarrollar esto es penetrarla de espaldas y de pie, para tener acceso a sus pechos, abdomen y clítoris y poder besar y morder su garganta.

Usa algunas posiciones donde ella domine, esto beneficiara tu relajación y aumentará el tiempo de penetración. Mueve sus caderas con tus manos de forma circular o vertical, para que disfruten mucho más y por más tiempo. A ellas les gustan las posiciones en las que puede verte el rostro y tocarse mientras las miras, procura que la posición vaquera que hagan mas seguido sea esta.

Otras Zonas Erogenas

Te daré una lista de las zonas que puedes tocar o besar en el cuerpo de una mujer y que encenderá su llama y hará que se moje. Y repito, soy crudo porque este es un libro para hombres no para mujeres. Estas zonas son similares a la de los hombres, todo depende de la persona.

La nuca.

La barbilla.

Besarla con cariño en la frente o en la cabeza.

La boca y los labios.

La garganta y los lados del cuello.

Los lóbulos de las orejas.

Los pechos, por su parte inferior y los pezones.

Los hombros.

La columna vertebral.

Las costillas.

Los antebrazos.

El ombligo y el vientre.

Las nalgas y la parte interior de los glúteos.

La zona pelvica.

Detrás de las rodillas y las rodillas.

Las piernas

La parte superior de los pies.

Los dedos de las manos.

Consideraciones Para Darle Sexo Oral a Tu Chica

Si estas dispuesto a aventurarte en el mundo del sexo oral femenino, créeme que tendrás a tu mujer en la palma de tu mano, siempre dispuesta a lanzarse encima de ti con la esperanza de que la beses allá abajo.

Debes Tratarla Como Si Fuese Comestible

Esto es un fallo que cometen muchos hombres. El no demostrar apetito por su pareja hace que la mujer se sienta insegura de que a el le gusta darle sexo oral. Si te aventuras, debes superar tus prejuicios y comportarte de la misma forma que se comporta ella con tu pene: con ganas de comérselo.

En el momento en que ella se de cuenta de que tu en realidad lo disfrutas, sus gemidos se liberarán y ya no habrán barreras entre ella y el orgasmo.

Si de verdad no disfrutas en darle sexo oral, es mejor que no lo intentes. Ella lo entenderá y no dejará de hacértelo a ti por el simple hecho de que a ti no te guste besarla en su intimidad.

Si te decidiste a practicarle el sexo oral, mira muy bien como reacciona con cada movimiento. El postgrado en estas artes te lo dará estar al pendiente de que es lo que funciona y que no, puesto que no todas son iguales. Si la oyes gemir, si te aprieta contra ella o no puede mantener sus piernas separadas, no te detengas en tu labor. Estas son las señales de que un orgasmo esta cerca. Puede que ella te deje continuar hasta que acabe o te aparte y te suplique que la penetres porque ya no aguanta más. Cualquiera de las dos opciones sera muy buena para ti y para ella.

Olvida todo lo que hayas visto en las películas xxx y explora toda su zona íntima. Besa sus muslos, sus labios, su vientre y hazla esperar. Sufrirá un poco porque estará deseosa de que la beses y mientras tanto descansaras un poco. Los demás secretos para darle un sexo oral inolvidable a tu novia quedaran de tu parte en descubrirlos.

Capítulo VI

Técnicas Femeninas Para Satisfacerte

El porque he dejado esta parte para casi el final es por el hecho de que, el objetivo de este libro, mas allá de ayudarte a controlar tu orgasmo y que seas mejor en la cama, es que te conozcas a ti mismo.

A las mujeres les gusta mucho aprender, y sutilmente, en una sesión de sexo le puedes enseñar lo que más te gusta. Recuerda que a ellas no les importa mucho el tiempo si pueden dar placer.

La primera técnica a abordar es, por supuesto, el sexo oral.

Dominando El Arte Del Sexo Oral

Es difícil que nosotros estemos en capacidades mentales óptimas para enseñar mientras que una mujer juega con nuestro pene. En mi caso, a veces no puedo ni hablar con cordura. Es por eso que la mejor forma de ayudar a que una mujer domine estas artes, es hablando con ella fuera del coito.

Me resultaba difícil abordar este tema con mi novia hasta que ella lo sacó a relucir. No solo por tabús o mitos, sino porque los hombres tenemos muchas inseguridades con respecto al sentir de las mujeres en esta área.

Le corresponde a la mujer investigar y probar las mejores formas de darte sexo oral, tu trabajo solo consiste en incentivarla y disfrutar.

Recuerda: nunca la presiones. Puedes pedírselo, decir que lo quieres; esto no es presión. Puede que te de sexo oral sin siquiera pedírselo: esto es el paraíso. Pero nunca la presiones, las mujeres son delicadas; es mejor dejar que ella tome la iniciativa.

Nunca lo olvides: si te hace el sexo oral es porque quiere, porque le excita, porque le gusta. Cuando sientas que ella se detiene, mírala a los ojos. A ella le gustará ver como te afecta lo que hace.

Dale el control al principio y luego, con delicadeza, ayúdala. El sexo oral para ellas debe ser un tanto difícil, es por eso que, con ademanes de penetración o incluso empujando su cabeza, puedes ayudarla a que te haga eyacular. Ponte en una posición cómoda para ella, de modo que no se le cansen las piernas o los músculos del cuello demasiado rápido.

Finalmente debes tener en cuenta lo que ella prefiera con respecto a tu semen. A algunas no les importa tragárselo cuando acabas en su boca; otras prefieren mantenerlo y luego expulsarlo o que simplemente eyacules afuera. No importa cual de las tres sea, lo importante es que a ella le gusta darte sexo oral y provocarte un orgasmo.

Recuerda siempre, luego de que eyacules, abrazarla y besarla. Si no lo haces, puede que se sienta usada y apartada. Recuerda que la mujer es delicada y le gusta ser valorada y que sea apreciado su esfuerzo.

Otras Zonas Erogenas De Tu Cuerpo

Las mujeres no saben muy bien donde tocar, aparte del pene. Todos los hombres son diferentes y, al igual que las mujeres, cada uno debe descubrir en que lugares les gusta más ser tocados. Como a ellas les gusta aprender, dirígela hacia donde tu quieras. La medida de la confianza que haya entre los dos es lo que determinará que hará y que no.

Otra de las cosas que pueden servirte y que se las puedes enseñar, es que ella se frote tu pene contra sus pechos, su clítoris o su trasero. Eso aumentará tu excitación y el suyo sin alcanzar niveles altos de placer y sobrepasar tu meseta.

Nunca, y repito, Nunca, bloquees sus caricias. Si algo no te gusta, dirígela con delicadeza hacia otro lugar y no te rías de ella. Harás que se cohíba y se distraiga. Deja que se desenvuelva sola y ayúdale con tacto, devolviéndole cada ápice de placer que te provoque.

Lo Visual: Una De Las Estrategias Femeninas Más Efectivas

Como ya hablamos anteriormente, es importante que una mujer cuide de si misma. Tu no debes nunca descuidarte en hacérselo saber, ya que una de sus herramientas más poderosas son sus atributos.

Demuéstrale lo mucho que te gusta que este bien arreglada y con tacto, hazle saber cuando no lo esta. Pero tampoco volquees demasiada importancia en lo superfluo; recuerda que tu también tienes temporadas de descuido.

Fantasías Sexuales

Hay una larga y creativa lista de acciones que tu chica puede implementar para hacerte perder la cabeza. Es una buena idea que lo converses con ella y descubras en cuales coincide contigo. No importa que en el almuerzo suene un poco tonto; estos juegos para el coito son excelentes para dar novedad y ayudarte a prolongar tu excitación y la de ella. Aquí te puedo recomendar algunos que he probado o tengo en lista de espera.

Juegos de mesa sexuales.

Juego de roles.

Cita a ciegas con tu pareja (como si nunca se hubiesen visto).

Danzas especiales (la del regazo, el tubo, danza árabe, tango o ritmos latinos).

Drink-pong (encestar pelotitas en los vasos de licor del otro para embriagarse juntos).

Escapadas.

Sexo en lugares públicos o peligrosos.

Sadomasoquismo

No Recrees Escenas De Pornografía o Le Pidas a Tu Novia Que Te Permita Grabarla

Como ya mencionamos anteriormente, es mejor evitar la pornografía y eso incluye ser lo actores de un video casero. A muy pocas mujeres les gusta ese tipo de cosas porque las hace sentir expuestas, inseguras y sienten que las comparan con una actriz porno. Ella accederá a hacer cosas, mientras todo quede entre los dos.

Capítulo VII

Consideraciones Finales, Resaltantes e Importantes.

Sin dudarlo ni un momento, se que esta lectura ligera te servirá de mucho. Para nosotros los hombres, el sexo es tan importante como respirar, o comer, o dormir. Es por eso que debes dedicarle el tiempo necesario a aplicar todas estas recomendaciones para que tu vida sexual se potencie de la manera correcta, eliminando de ti todo aquello que te contamina y no te deja avanzar y disfrutar.

Recuerda que eres un hombre masculino, viril y atractivo. Centra tu autoestima en este hecho y verás que la seguridad que tu mujer verá en ti hará que ella siempre tenga ganas de estar contigo. También ten presente que el crecimiento es de los dos, no tuyo solamente. Si no tienes una pareja estable, puedes aprovechar de experimentar con mujeres que sepan lo que hacen o que les guste explorar cosas nuevas, siempre alejándote de las "mujeres criticadoras" y las "tigresas insaciables".

Con todos estos consejos, sin duda saldrás de la agonía en la que has entrado por culpa de la sociedad y tus inseguridades e ingresarás al mundo del placer y la falta de cordura que el sexo hace posible.

Una vez más te digo el eslogan que promuevo con este libro y que es el objetivo primordial de la sexualidad humana... ¡Disfruta y diviértete!